RECHERCHES

SUR LA COMPOSITION CHIMIQUE

DE L'EAU MINÉRALE

DE NEYRAC (ARDÈCHE).

RAPPORT

PRÉSENTÉ A LA SOCIÉTÉ D'HYDROLOGIE MÉDICALE DE PARIS,

Par M. LEFORT,

AU NOM D'UNE COMMISSION COMPOSÉE

DE MM. CHEVALLIER, O. HENRY PÈRE, GOBLEY, REVEIL
ET LEFORT, rapporteur.

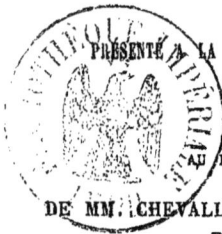

> « Si la chimie succombe en tant d'occasions,
> si elle échoue quand elle veut analyser... il faut
> moins s'en prendre à ses méthodes qu'à notre
> inexpérience actuelle. »
>
> M. Dumas, *Leçons de philosophie
> chimique*, 1837, p. 427.

PARIS,

GERMER BAILLIÈRE, LIBRAIRE-ÉDITEUR,

RUE DE L'ÉCOLE-DE-MÉDECINE, 17.

1857.

EXTRAIT

des Annales de la Société d'hydrologie médicale de Paris.

Paris. — Imprimerie de L. Martinet, rue Mignon, 2.

RECHERCHES

SUR LA COMPOSITION CHIMIQUE

DE L'EAU MINÉRALE

DE NEYRAC (ARDÈCHE).

Aucune partie de la nature, nous dit Pline, *n'est plus riche en merveilles que les eaux* (1). Ces lignes, sorties de la plume du grand philosophe naturaliste, à l'occasion des propriétés miraculeuses que les anciens auteurs attribuaient aux eaux de la Béotie et de l'île de Cos, pour développer ou anéantir les facultés intellectuelles, sembleraient, jusqu'à un certain point, s'appliquer, de nos jours, aux eaux minérales, envisagées sous le point de vue chimique.

(1) *Histoire naturelle*, t. XXX, p. 2.

Un demi-siècle environ nous sépare de l'époque où les chimistes ne signalaient, dans les eaux minérales, que l'existence de quatre ou cinq sels à base alcaline et terreuse (potasse, soude, chaux, magnésie), et un seul métal, proprement dit, le fer, tantôt à l'état d'oxyde, tantôt à l'état de carbonate. Mais l'analyse chimique, en faisant découvrir de nouveaux corps et en perfectionnant ses procédés usuels, n'a pas tardé à mettre les expérimentateurs sur la voie d'un plus grand nombre de principes minéralisateurs; c'est ainsi, pour parler seulement des bases salifiables, que le manganèse, l'alumine, la baryte, la strontiane et la lithine sont venus prendre un rang assuré dans les eaux de quelques contrées.

Parmi les métalloïdes et les métaux existant dans les eaux, trois principalement méritent une mention spéciale en ce qu'ils ont inauguré, on peut le dire, une ère nouvelle pour l'hydrologie : nous voulons parler d'abord de l'arsenic, qui fait très souvent partie, pour ne pas dire toujours, des eaux ferrugineuses; puis de l'iode et du brome, dont l'existence encore contestable, dans l'eau de certaines sources, ne ·l'est plus dans d'autres.

Outre que la découverte de ces substances a permis à la thérapeutique de se rendre compte, dans une certaine limite, des propriétés reconnues depuis longtemps aux eaux qui les contiennent, elle a été, en quelque sorte, le point de départ de beaucoup de recherches, qui n'ont pas peu contribué à l'avancement de la chimie hydrologique. De cette époque, en effet, datent le plus

grand nombre d'analyses dont le résultat a été de faire
trouver des procédés plus sûrs et d'isoler, des eaux et
de leurs dépôts naturels ou artificiels, des principes qu'on
n'y soupçonnait pas autrefois. Nous citerons, en passant, pour les métaux, le cuivre, le plomb, l'étain et
l'antimoine, trouvés par M. Will dans l'eau de Rippoldsau
(grand-duché de Bade); le cobalt dans l'eau d'Orezza,
en Corse, par M. Poggiale; et enfin l'argent indiqué,
pour la première fois, dans l'eau de la mer, par MM. Ma-
laguti, Durocher et Sarzeau, et confirmé depuis par
M. Forchammer, de Copenhague.

Tous les métaux que l'on sait déjà exister dans les
eaux minérales, et ceux dont nous venons de rappeler
les noms, sont, comme vous le savez, assez souvent ré-
pandus à l'état de combinaison dans la croûte solide
du globe. Il est donc facile de comprendre que les eaux,
traversant les couches qui les contiennent, en dissolvent
des quantités plus ou moins grandes et les déversent
ainsi sur le sol; mais ce qu'on ignorait jusque dans
ces derniers temps, c'est qu'il pût exister en France
une eau minérale, renfermant une dizaine de substances
métalliques, d'une rareté extrême pour quelques-
unes, complétement inconnues dans nos contrées, et
enfin appartenant aux formations géologiques les plus
diverses.

Vers la fin de l'année 1851, les chimistes et les médecins qui s'occupent plus spécialement d'hydrologie
n'apprirent pas sans un certain étonnement que l'on
venait de découvrir dans une eau minérale située à
Neyrac, près Aubenas (Ardèche), plusieurs principes

nouveaux, inconnus jusqu'alors dans les eaux minérales.

En effet, à cette époque, M. Mazade, pharmacien à
Valence, annonçait à l'Académie des sciences et à l'Académie de médecine de Paris qu'il avait reconnu, dans
cette eau, la présence du *tantale*, du *molybdène*, de
l'*étain*, du *tungstène*, du *cérium*, du *lanthane*, du *didyme*, de l'*yttria*, de la *glucyne* et de l'*acide mellitique*.
L'année suivante, il ajouta à cette liste le *nickel* et le
cobalt, et, enfin, plus tard, le *titane* et la *zircone*.

Le résultat de l'analyse de M. Mazade a été accueilli
d'abord, nous pouvons bien le dire ici, avec un senti-
ment général d'incrédulité par le monde savant. Cependant sa communication, adressée à l'Académie de
médecine, fut l'objet d'un rapport de la part de l'un de
nous (M. Henry), rapport qui conclut à l'existence, dans
l'eau de Neyrac, du *nickel*, du *cobalt*, du *titane* et peut-
être de la *zircone*.

La Société d'*hydrologie médicale de Paris* comprit
de suite qu'il était de son devoir de poursuivre la tâche
commencée par M. Henry, et dans sa séance du 4 fé-
vrier 1856, elle désigna une commission pour procéder
à une nouvelle analyse de l'eau de Neyrac et pour lui
faire un rapport sur cette importante question.

Chargé de contrôler toutes les expériences de M. Mazade, notre tâche, dans l'origine, offrait des difficultés
de plus d'un genre. En effet, plusieurs des substances
nouvelles indiquées dans l'eau de Neyrac n'ayant été
étudiées, vu leur rareté, que par un très petit nombre
de chimistes, nous avions à craindre que les modes de

séparation indiqués assez sommairement par les auteurs
ne nous permissent pas de conclure d'une manière
certaine à la présence ou à l'absence, sinon de tous, du
moins de quelques-uns de ces corps. Mais une étude
minutieuse de toutes les réactions que ces derniers
produisent, nous eut bien vite démontré que cette
crainte était sans fondement.

Comme M. Mazade n'avait publié ses expériences dans
aucun recueil périodique, notre travail ne devenait
facile qu'à la condition d'être exactement renseigné
par ce chimiste, sur tous les procédés qu'il avait employés pour séparer et reconnaître les nouveaux principes de cette eau.

M. Mazade nous adressa, avec un empressement dont
nous devons lui savoir gré, une première note que nous
copions en partie, parce qu'elle indique mieux que
nous ne pourrions le faire les réactions qui lui ont fait
supposer que l'eau de Neyrac contenait des substances
sortant complétement du cadre de celles que l'on rencontre habituellement dans les eaux minérales :

..... « Il n'existe pas jusqu'à présent, dit-il, de mé-
» thode analytique assez sûre pour pouvoir être indi-
» quée comme marche invariable à suivre.

» Lorsqu'il y a cinq ans je fus chargé de faire cette
» analyse, plusieurs chimistes s'en étaient déjà occu-
» pés, et notamment Dupasquier, de Lyon. Mais les
» résultats qu'ils avaient fait connaître n'étaient nulle-
» ment en rapport avec l'efficacité bien reconnue de
» cette eau minérale, qu'ils avaient cru devoir classer
» seulement dans le grand nombre des alcalines *proto-*
» *ferrées gazeuses.*

» Ma première idée, pour me rendre compte de la
» grande efficacité de ces eaux dans les maladies cuta-
» nées, fut de les supposer minéralisées par de l'arsenic,
» ce dont je m'assurai très promptement au moyen de
» l'appareil de Marsh.

» Je fis ensuite passer un courant de gaz sulfhy-
» drique dans la dissolution acide d'environ 200 ou
» 300 grammes du résidu de l'évaporation des eaux ; il
» se fit un dépôt jaunâtre, trop abondant pour pouvoir
» être attribué entièrement à l'arsenic (1). Ce dépôt,
» traité par l'acide nitrique, fut converti en une poudre
» blanche qui, traitée à son tour par l'ammoniaque,
» communiqua à ce réactif, en s'y dissolvant partielle-
» ment, une couleur verte de ton moyen.

» Je me livrai ensuite à une foule d'expériences sur
» les résidus de l'eau de Neyrac, et je parvins à recon-
» naître, en examinant attentivement chaque série de
» mes opérations, que les résultats n'étaient pas nets.
» Pour sortir de cette incertitude, je supposai *à priori*
» que tous les corps de la chimie fussent contenus dans
» l'eau de Neyrac. En conséquence, après avoir porphy-
» risé avec soin une assez grande quantité de résidu
» de l'eau minérale, j'y mêlai intimement trois parties
» de potasse et autant de soufre, et le tout fut calciné

---

(1) Il est assez extraordinaire que M. Mazade n'ait pas reconnu,
dans cette opération, une grande quantité de soufre provenant du
sel ferrique contenu dans la liqueur. Ce dépôt, ainsi que nous
aurons l'occasion de le dire plus loin, renferme aussi une proportion
notable de cuivre et un peu de plomb fournis par les appareils à
l'aide desquels on élève et on fait chauffer l'eau pour l'usage des
baigneurs.

» au rouge pendant trois heures dans un creuset de
» Hesse. Cette opération, une des plus rationnelles au
» point de vue de l'analyse dont il s'agit, permettait de
» supposer : 1° que si l'eau de Neyrac contenait plu-
» sieurs métaux analogues au molybdène et à l'étain,
» on les séparerait au moyen du sulfure alcalin, et c'est
» en effet ce qui est arrivé; 2° que s'il y existe des métaux
» analogues à la silice, on devait les retrouver en grande
» partie dans la masse sulfureuse, épuisée d'abord par
» l'eau bouillante et traitée ensuite par l'acide nitrique.
» Les prévisions de la théorie sont encore ici conformes
» à l'expérience, car on retrouva, dans le résidu du trai-
» tement par l'acide nitrique, d'assez fortes quantités
» de zircone, de titane et d'un corps dont l'analogie
» avec le tantale est si grande, que j'ai toujours pensé
» qu'il ne pouvait y avoir aucun doute à cet égard.
» 3° Enfin la liqueur nitrique devait contenir tous les
» corps pour lesquels nous possédons des moyens d'ana-
» lyse certains (1). »

Dans le même temps que M. Mazade nous adressait
cette note, M. Reymondon, architecte à Privas et propriétaire de l'établissement thermal de Neyrac (2), nous
faisait remettre un manuscrit délivré et signé par
M. Mazade, qui relate toutes les expériences entreprises
pour arriver à reconnaître dans l'eau de Neyrac la pré-

(1) Nous reviendrons ailleurs sur les réactions qui se passent
dans cette opération, et sur les produits auxquels elles donnent
lieu.

(2) Je saisis l'occasion d'adresser à M. Reymondon tous mes
remercîments pour le concours dévoué qu'il n'a cessé de me prêter
dans cette circonstance.

sence du *tantale*, du *molybdène*, du *tungstène*, de l'*étain*, du *cérium*, de l'*yttria*, de la *glucyne* et de l'*acide mellitique;* enfin M. Henry nous communiqua une série de lettres émanant de M. Mazade, et dans lesquelles celui-ci donne plusieurs renseignements sur les corps que nous venons de signaler, puis sur le *nickel*, le *cobalt*, et enfin le *titane* et la *zircone*, découverts plus tard.

Assuré désormais du concours de MM. Mazade et Reymondon, nous commençâmes nos expériences. Pour cela, nous nous fîmes adresser de Neyrac un grand nombre de bouteilles d'eau et plusieurs kilogrammes de dépôt, dont nous vous ferons connaître tout à l'heure le mode de formation. C'est sur ces premiers matériaux que nous fîmes porter nos essais préliminaires, et dans le courant du mois de septembre dernier, nous nous rendîmes à Neyrac, afin d'y puiser l'eau et de recueillir les dépôts destinés à la vérification de nos premières recherches.

Outre que cette excursion nous mettait à même de choisir les matières sur lesquelles nous devions opérer, et de leur donner par là un caractère plus grand d'authenticité, elle nous a encore permis d'étudier la constitution géologique de Neyrac et de ses environs, l'aménagement, le régime, la température et le débit de la source, et enfin de recueillir tous les renseignements propres à nous éclairer.

Avant d'entrer dans le détail des analyses que nous avons faites, permettez-moi de vous décrire le plus succinctement possible la topographie de Neyrac et de ses environs, ainsi que la description des sources minérales, que l'on rencontre dans cette partie de la France.

Neyrac est un hameau situé sur la rive droite de la rivière de l'Ardèche, dans la commune de Meyras, canton de Thueyts, arrondissement de Largentière (Ardèche), et dans l'ancienne province du Vivarais.

Les sources d'eaux minérales qui existent dans cette localité sont assez nombreuses : sans parler ici de plusieurs filets d'eau que l'on voit sortir des fissures des rochers, principalement dans le lit de la rivière de l'Ardèche, il existe actuellement sept sources, plus ou moins bien captées, situées dans un vallon en forme d'amphithéâtre, dit Vallon de Neyrac, et dans un périmètre très restreint. Leur température varie de 14 à 27 degrés centigrades.

Mais une seule, par l'importance qu'elle a acquise dans ces derniers temps, mérite de fixer notre attention: c'est celle qui alimente l'établissement thermal, et que pour cette raison on désigne sous le nom de *Source des bains*, celle enfin dans laquelle M. Mazade a signalé l'existence de tant de corps nouveaux.

Cette source sourd au pied d'une roche de granit porphyroïde rose, et à la base du volcan aujourd'hui éteint le *Saint-Léger*. La distance du cratère (le *Soulhol*), actuellement comblé par les scories, est de 2 à 3 kilomètres en ligne droite qui s'élève à l'ouest.

Le vallon où se trouve cette source est composé : 1° d'une couche de terre végétale de 50 à 60 centimètres d'épaisseur; 2° d'une couche de tourbe de 2 mètres à 2 mètres 50 centimètres d'épaisseur, de couleur jaunâtre et que l'eau apporte en assez grande quantité à la surface du sol; 3° d'une couche de sable plat, provenant du granit

porphyroïde ; 4° à 4 mètres 15 centimètres se trouve le
rocher d'où jaillit l'eau dont nous nous occupons ici.

D'après le propriétaire de l'établissement de Neyrac,
il existe dans cette partie deux sources situées à côté
l'une de l'autre. En 1851 elles furent réunies dans une
vaste caisse en bois de châtaignier, entourée d'un
béton hydraulique afin d'empêcher leur mélange avec
les eaux avoisinantes.

La source est essentiellement gazeuse et projette à
la surface de l'eau d'énormes bouillons. Elle ne débite
pas moins de 10 litres d'eau à la minute. La température de l'eau, qui n'a pas varié depuis 50 ans, est de
27° centigrades. Elle possède une saveur acidule prononcée et une couleur jaune très clair, vue en masse.

Telle qu'elle sourd de ses griffons naturels, cette eau est
sensiblement trouble. Outre une certaine quantité d'acide
ulmique qu'elle extrait de la tourbe par son mouvement
ascensionnel et qui se précipite avec du sable dans une
cuve en bois, elle contient encore en suspension plusieurs des corps tenus en dissolution à la faveur
de l'acide carbonique libre (carbonates de chaux, de
magnésie, de fer) ; il en résulte que le dépôt qu'elle
abandonne, soit dans les réservoirs, soit dans les baignoires, soit enfin sur le sol, est très considérable.

Comme c'est dans ces dépôts que M. Mazade a surtout retrouvé les corps qu'il a signalés, nous allons
nous arrêter un instant sur leur mode de formation.

La source est renfermée dans un bâtiment dans lequel
se trouve une vaste cuve en bois servant de réservoir,
puis un appareil de chauffage pour amener l'eau à la
température des bains.

L'eau est élevée dans la cuve en bois à l'aide d'un corps de pompe muni de tuyaux en plomb. C'est surtout dans ce récipient qu'elle se dépouille de la plus grande partie des substances qu'elle tient en suspension.

A l'époque où M. Mazade entreprit son travail, l'eau minérale, en sortant de la source, se rendait dans une cuve en bois munie à sa partie inférieure d'une lentille en cuivre, chauffée par la vapeur d'eau minérale. Cette vapeur était produite artificiellement dans une chaudière en cuivre, fermant hermétiquement. On élevait ainsi la température de l'eau à près de 100 degrés, et comme on ne la renouvelait que très rarement, les dépôts qui s'y formaient devaient contenir presque toutes les substances contenues en suspension ou en dissolution dans l'eau elle-même.

Ce système de chauffage a été abandonné comme présentant de graves inconvénients dans la pratique. Il a été remplacé par une chaudière à air libre chauffée directement, et dans laquelle la température de l'eau est maintenue à 70 degrés ou 80 degrés au plus.

Le dépôt qui se forme au fond de cette dernière chaudière possède à peu près le même aspect que celui de la chaudière fermée ; comme lui, il est recueilli seulement à la fin de la saison des bains, *c'est-à-dire après* un *séjour de trois* ou *quatre mois dans le vase de cuivre.*

Il nous reste maintenant à vous faire connaître les matériaux sur lesquels nos expériences ont porté.

1° *Eau minérale (Source des bains).* Cette eau a été puisée par nous et transportée à Paris dans plusieurs bonbonnes en verre noir, de la contenance de 25 à 30 litres chacune. La quantité mise à notre disposition, en y comprenant celle qui nous a été expédiée de Neyrac, ne s'est pas élevée à moins de 250 litres.

2° *Dépôt de la cuve.* Pendant la saison des bains, on élève l'eau de la source à l'aide d'un corps de pompe dans un grand réservoir en bois. Le liquide abandonne, au fond de ce récipient, une grande quantité de sable et de la tourbe qu'elle tient en suspension, tandis que des sels de chaux, de magnésie et de fer se précipitent par suite de l'élimination partielle de l'acide carbonique. Ce dépôt contient une grande quantité d'oxyde de fer.

3° *Dépôt de la chaudière ouverte.* A côté de la cuve en bois se trouve une chaudière en cuivre, chauffée à l'air libre et qui sert à alimenter les baignoires.

4° *Dépôt de la chaudière fermée.* Ce dépôt a la même origine que celui qui a servi aux expériences de M. Mazade. M. Reymondon nous en avait adressé plusieurs kilogrammes.

5° *Travertins,* formés à différentes époques par le passage de l'eau dans ses canaux naturels.

Notre travail est divisé en deux parties bien distinctes : dans la première, nous ferons connaître les différents modes opératoires qui ont été suivis par M. Mazade. Toutes les expériences ont été répétées avec la plus scrupuleuse exactitude, et nous ajouterons à leurs résultats les observations qu'elles nous ont suggérées.

Dans la seconde partie, nous décrirons le procédé que nous avons mis en pratique, comme étant le plus rationnel pour séparer et reconnaître tous les principes minéralisateurs ordinaires et extraordinaires de l'eau de Neyrac.

Nous suivrons l'ordre adopté par M. Mazade dans les

diverses communications manuscrites que nous possédons ; et comme quelques-unes des nouvelles substances
indiquées dans l'eau de Neyrac sont encore peu connues des chimistes, nous donnerons quelques indica-
tions sommaires sur leur gisement et leur nature.

PREMIÈRE PARTIE.

Acide tantalique.

Le *tantale*, nommé encore *columbium* par quelques
chimistes, est un métal qui forme la base de la tantalite
et de l'yttro-tantalite, minéraux assez rares que l'on
rencontre dans le nord de l'Europe. M. Damour a cependant signalé, dans ces derniers temps, l'existence
de la tantalite dans les environs de Limoges. Mais l'acide
tantalique n'a jamais été reconnu dans les eaux minérales. D'après M. Mazade, voici comment on parvient
à le retrouver dans l'eau de Neyrac.

« Dix litres d'eau ont été évaporés sur les lieux
» et réduits à un litre, par le propriétaire de la source.
» On a ajouté à ce résidu un léger excès d'un mélange
» d'acide chlorhydrique et d'acide nitrique, et le tout
» fut porté à l'ébullition au bain de sable jusqu'à ré-
» duction d'environ un tiers du volume. La liqueur fut
» renfermée dans un flacon bouché en verre et aban-
» donnée au repos pendant cinq à six jours.

» Ce précipité fut mêlé avec huit fois son poids de
» bisulfate de potasse, introduit dans un creuset de
» platine et chauffé jusqu'à l'état de fusion rouge.

» La masse, étant refroidie, a été pulvérisée et mise

» à bouillir avec de l'eau distillée jusqu'à ce que celle-
» ci ne dissolvît plus rien. On obtint pour résidu une
» poudre blanche qui, après avoir été lavée, fut mise à
» digérer, pendant vingt-quatre heures, avec du sulf-
» hydrate d'ammoniaque. Le mélange devint immédia-
» tement vert. On sépara par la filtration la matière
» insoluble, et celle-ci fut parfaitement lavée avec de
» l'eau chargée de sulfhydrate d'ammoniaque ; on la fit
» bouillir alors avec de l'acide chlorhydrique concentré
» jusqu'à ce que celle-ci eût repris sa couleur blanche.
» La liqueur acide a été décantée, et le résidu blanc fut
» lavé à l'eau bouillante jusqu'à ce que les eaux de
» lavage ne rougissent plus le papier de tournesol.

» La matière blanche que l'on obtint ainsi, ayant
» été étalée sur du papier de tournesol, le rougit assez
» fortement. Fondue avec de la potasse, elle se dissolvit
» dans l'eau. Cette dissolution, saturée par l'acide chlor-
» hydrique, abandonna à la longue un précipité blanc,
» humecté à l'état d'hydrate. Avec le cyanure ferroso-
» potassique elle devint jaune ; même réaction avec la
» noix de galle.

» Après avoir été desséchée fortement, cette matière
» était à peu près insoluble dans les acides.

» J'en fis bouillir une certaine quantité avec du bi-
» oxalate potassique, et on obtint une dissolution à peu
» près complète.

» Le cyanure ferroso-potassique versé dans cette dis-
» solution, préalablement saturée avec de l'ammoniaque,
» y produisit un beau précipité jaune. Le tannin de
» chêne, versé dans la liqueur acide, y donna lieu à un
» précipité jaune orange . . . . »

De toutes les expériences qui viennent d'être décrites,
M. Mazade croit pouvoir conclure, sans chance d'erreur,
que la matière blanche précipitée par les acides dans
l'eau de Neyrac était de l'acide *tantalique*.

Nous allons maintenant essayer de démontrer que cet
acide n'existe pas dans cette eau.

Et d'abord quelques-uns des caractères que M. Mazade assigne à l'acide tantalique (colorations foncées
produites par le prussiate de potasse et le tannin de
chêne) se rapportent plutôt à l'acide niobique, qui a été
découvert par MM. Hermann et H. Rose dans la tantalite
de Bavière et l'eschinite.

Tous les chimistes qui s'occupent de l'analyse des
eaux minérales savent que, lorsqu'on fait concentrer
jusqu'à un certain point une eau minéralisée avec une
petite quantité d'un acide minéral (nitrique ou chlorhydrique), il se précipite une substance blanche volumineuse qui consiste en acide silicique : avec de l'eau de
Neyrac, ce dépôt serait de l'acide tantalique ; cependant les essais que nous avons faits nous ont démontré
que cette eau ne se comportait pas d'une manière diffé-
rente de celle des autres, de l'eau de Vichy par exemple.
Nous avons sacrifié pour cette expérience plus de 40
litres d'eau de Neyrac, et l'abondant dépôt que nous
avons obtenu a été soumis aux expériences suivantes.

1° L'acide tantalique véritable, chauffé avec la potasse caustique, donne une masse qui se dissout entièrement dans l'eau; mais l'acide chlorhydrique étendu
précipite de la liqueur un hydrate blanc volumineux et
diaphane.

Le précipité provenant de l'eau de Neyrac fond très

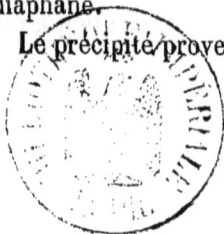

2

facilement dans la potasse caustique chauffée au rouge,
et la matière, dissoute dans l'eau, puis traitée par l'acide
chlorhydrique étendu, ne donne lieu à aucun précipité.
Si au contraire on traite le produit fondu par de l'acide
chlorhydrique concentré, on obtient un précipité blanc
gélatiniforme qui consiste en acide silicique.

2° L'acide tantalique pur se dissout dans le carbonate
de potasse à une très haute température, mais le tantalate
de potasse formé ne se dissout pas dans l'eau froide.

Avec le dépôt de l'eau de Neyrac et le carbonate de
potasse, nous avons obtenu une substance fondue, très
soluble dans l'eau froide et donnant une liqueur de laquelle l'acide chlorhydrique concentré précipite de
l'acide silicique reconnaissable à tous ses caractères.

3° L'acide tantalique, calciné avec une égale partie
de carbonate de soude, donne une masse compacte,
que l'eau décompose en tantalate acide de soude insoluble, et en tantalate basique de soude qui reste en dissolution. Cette liqueur, traitée par l'acide chlorhydrique, ne précipite qu'une partie de l'acide tantalique,
et le liquide surnageant, essayé avec la teinture de noix
de galle, donne un précipité orangé clair.

Le dépôt de l'eau de Neyrac, chauffé au rouge avec
du carbonate de soude, fournit un verre entièrement
soluble dans l'eau et l'acide chlorhydrique étendu. La
liqueur acide ne prend par la teinture de noix de galle
aucune coloration.

4° L'acide tantalique fondu avec du bisulfate de potasse se dissout en produisant un verre limpide, que
l'eau décompose en précipitant de l'hydrate d'acide
tantalique (sulfate d'acide tantalique d'après M.Her-

mann), rougissant le papier de tournesol, soluble dans
le bi-oxalate de potasse et donnant, avec le cyanure
jaune de potassium et de fer et la noix de galle, des précipités clairs.

Le précipité fourni par l'eau de Neyrac donne, avec
le bisulfate de potasse, un verre opaque, et la partie insoluble dans l'eau ne se dissout pas dans l'oxalate acide
de potasse et ne prend aucune coloration avec le prussiate de potasse et la noix de galle.

D'après M. Mazade, l'acide tantalique précipité de
l'eau de Neyrac par les acides ne serait pas pur: il con-
tiendrait encore de l'acide silicique, et c'est pour effec-
tuer cette séparation qu'il a recours au bisulfate de potasse avec lequel il le chauffe au rouge dans un creuset
de platine.

Ce chimiste commet là une erreur très grave. L'em-
ploi du bisulfate de potasse a été indiqué pour la première fois par Berzélius dans l'analyse de la tantalite,
non pour séparer l'acide tantalique de l'acide silicique,
qui n'existe pas dans ce minéral, mais pour désagréger
ce dernier et le rendre soluble dans les divers agents
chimiques.

5° Comme l'acide tantalique est très peu solubl⸱
dans l'eau, il était à présumer que, s'il existait dans
l'eau de Neyrac, nous devions le retrouver dans ses
dépôts.

Ceux-ci ont été débarrassés par l'acide chlorhydrique
de toutes les matières solubles, et le résidu parfaitement
lavé a été essayé par tous les moyens que nous venons
d'indiquer. Toujours les matières fondues se sont com-
portées comme des silicates alcalins, et jamais les réac-

tifs ne nous ont permis d'y retrouver la plus petite quantité d'acide tantalique.

Le dépôt de l'eau, dépouillé par les acides de toutes les matières solubles qu'il renferme, puis calciné et mis à digérer avec de l'acide hydrofluorique, s'y est dissous en totalité : on sait que cette opération est recommandée pour séparer l'acide silicique de l'acide tantalique.

Comme terme de comparaison, nous avons répété nos expériences avec de l'acide silicique retiré de l'eau de Vichy : nous avons obtenu des résultats tout à fait identiques.

Nous concluons donc de ces faits que l'acide tantalique a été confondu par M. Mazade avec l'acide silicique.

Tungstène et étain.

Le *tungstène* est, comme on sait, un métal que l'on rencontre le plus ordinairement associé au fer et au manganèse. Il constitue le *wolfram*, que l'on trouve en Espagne, en Suède et en France, dans les environs de Limoges (Haute-Vienne).

La présence du tungstène n'a été signalée jusqu'à ce jour dans aucune eau minérale française ou étrangère ; mais il en est autrement de l'*étain*, que MM. Will et Keller ont rencontré dans les dépôts de l'eau de Rippoldsau, et de certaines sources de Kissingen, et M. Rammelsberg, dans l'eau d'*Alexis* au Harz.

D'après M. Mazade, le tungstène et l'étain se trouveraient dans l'eau de Neyrac et se précipiteraient avec l'acide tantalique, lorsqu'on traite l'eau minérale par les acides nitrique et chlorhydrique.

Laissons parler M. Mazade.

L'acide tantalique retiré de l'eau minérale, calciné dans un creuset de platine avec du bisulfate de potasse, est mis à digérer pendant vingt-quatre heures avec du sulf-hydrate d'ammoniaque qui lui communique une teinte verdâtre. « Le liquide surnageant fut évaporé à siccité » et chauffé au rouge. Il resta des traces d'une matière » jaunâtre, que je divisai autant que possible en deux » parties. Une partie fut mêlée avec de la soude et » chauffée sur du charbon, dans la flamme intérieure » du chalumeau ; le produit de cette opération fut trituré » dans un peu d'eau, le léger dépôt grisâtre qui se forme » fut recueilli avec soin, mêlé avec un globule vert de » sel de phosphore tenant de l'oxyde cuivrique en disso-» lution et soumis à la flamme extérieure : le globule » devint opaque et d'un brun-rouge. L'autre partie fut » mêlée avec du sel de phosphore, auquel elle commu-» niqua une belle couleur bleue dans la flamme inté-» rieure. »

M. Mazade croit pouvoir conclure de ces deux opérations que le sulfhydrate d'ammoniaque tenait en dissolution du tungstène et de l'étain ; toutefois il a été impossible de déterminer quantitativement ces deux corps.

Le procédé décrit par M. Mazade est le même que celui suivi par Berzélius, pour reconnaître le tungstène et l'étain dans la tantalite de Bavière.

Nous avons déjà signalé l'erreur dans laquelle était tombé ce chimiste, en calcinant de l'acide tantalique et de l'acide silicique, avec du bisulfate de potasse dans un creuset de platine.

Si ce mélange contenait du tungstène et de l'étain

(à l'état d'acides sans doute), il est bien évident qu'avant même sa calcination avec le bisulfate de potasse, il prendrait avec le sulfhydrate d'ammoniaque une coloraration brune ou noire, suivant la proportion de ces métaux ; mais à notre grand étonnement, il s'est parfaitement conservé incolore dans le sulfhydrate ammonique. Une autre portion, traitée par le procédé de M. Mazade, a pris immédiatement une teinte verdâtre, qui indiquait la présence d'un métal quelconque ; mais nous n'avons pas tardé à nous apercevoir que cette réaction était produite par le platine lui-même.

Les chimistes qui s'occupent de l'analyse des combinaisons silicifères, savent qu'en calcinant de la silice avec des sels alcalins dans un vase de platine, ce dernier se trouve sensiblement attaqué ; aussi le produit de la calcination contient-il souvent des traces de ce métal.

Pour mettre ce fait hors de doute, nous avons pris de la silice provenant des cailloux, et lorsqu'elle était à l'état gélatineux, nous l'avons placée dans du sulfhydrate d'ammoniaque ; elle s'y est conservée parfaitement incolore ; une autre portion de la même silice, calcinée dans un creuset de platine avec du bisulfate de potasse, n'a pas tardé à se colorer fortement en vert ; de ces expériences nous tirons la conséquence que le sulfhydrate d'ammoniaque n'enlève au prétendu acide tantalique de M. Mazade qu'une petite quantité de sulfure de platine.

Le tungstène et l'étain sont aisés à reconnaître par leur manière de se comporter avec le sulfide hydrique, qui les précipite tous les deux à l'état de sulfures, dans une liqueur acide. Nous avons fait passer, jusqu'à refus, du gaz hydrogène sulfuré dans le produit de l'évaporation, et acide, de 30 litres d'eau. Mais il ne s'est produit qu'un dépôt de soufre provenant de la conversion du persel de fer à l'état de protosel.

Ne pouvant obtenir par ce moyen un résultat affirmatif, nous avons recherché le tungstène et l'étain dans les dépôts fournis naturellement et artificiellement par les eaux.

1° Les dépôts de la cuve et de la chaudière, dissous dans l'acide chlorhydrique concentré, ont fourni une liqueur qui, soumise à un courant d'acide sulfhydrique, n'a donné lieu à aucun dépôt de sulfure de tungstène ou d'étain.

2° Après avoir enlevé par l'acide nitrique faible toutes les substances solubles contenues dans ces dépôts, nous avons obtenu un résidu blanc grisâtre, gélatineux, qui après des lavages prolongés avec de l'eau acidulée, a été mis à digérer pendant plusieurs jours avec du sulfhydrate d'ammoniaque. Le précipité n'a pris au cune coloration, et la liqueur évaporée complétement n'a laissé aucun dépôt de sulfures de tungstène et d'étain.

3° Les acides tungstique et stannique calcinés avec des alcalis fixes, donnent des matières solubles dans l'eau, mais que certains acides (sulfurique) précipitent; nous avons déjà dit, au sujet de l'acide tantalique, que ces sels ne donnaient pas de précipités, lorsqu'on les traitait par les acides minéraux étendus.

4° Nous avons projeté 60 grammes de chacun de ces dépôts dans de l'acide nitrique bouillant; la partie insoluble a été lavée, puis chauffée au rouge avec de la potasse caustique. La matière traitée par l'eau froide

s'y dissout très facilement ; mais la liqueur, essayée par
les acides, se comporte tout à fait comme du silicate de
potasse.

Toutes ces expériences nous autorisent donc à conclure que l'eau de Neyrac ne contient ni tungstène ni
étain.

Nous ne saurions terminer ce chapitre, sans vous
faire observer que non-seulement l'acide stannique
n'existe pas dans l'eau de Neyrac, mais encore que le
mode de précipitation indiqué par M. Mazade est impossible, attendu que, dans cette circonstance, l'acide
stannique se dissout en totalité dans l'acide chlorhydrique pour produire du bichlorure d'étain hydraté et soluble dans l'eau. Nous rappellerons, en passant, que ce
chimiste se sert d'acide nitrique et d'acide chlorhydrique pour précipiter ensemble l'acide tantalique, le tungstène et l'étain de l'eau minérale.

Glucyne.

Le *glucynium* n'a encore été signalé dans aucune eau
minérale. Il entre dans la composition de l'émeraude
et du béryl que l'on rencontre dans un grand nombre
de montagnes granitiques. Voici cependant le procédé
à l'aide duquel M. Mazade serait arrivé, dit-il, à le reconnaître dans l'eau de Neyrac :

« L'eau de laquelle on a retiré par les acides nitrique
» et chlorhydrique l'acide tantalique et l'acide silicique,
» a été traitée par le sulfhydrate d'ammoniaque et l'am-
» moniaque. Le précipité ferrugineux qui s'est formé a
» été versé dans une dissolution bouillante de potasse

» caustique en excès; il se sépara une matière insoluble.
» La liqueur potassique fut saturée par l'acide chlorhy-
» drique étendu d'eau, puis mise en digestion avec un
» grand excès de carbonate d'ammoniaque. On obtint
» par ce dernier réactif un précipité blanc abondant
» qui a consisté en alumine. La liqueur filtrée fut de
» nouveau portée à l'ébullition, et il s'en sépara une terre
» pesante. Cette matière, ajoutée à celle qui s'est préci-
» pitée déjà de la solution de potasse bouillante, a été
» humectée avec du nitrate de cobalt, et exposée à la
» flamme du chalumeau ; elle se colora en gris noir. »

Comme M. Mazade, nous nous sommes servi du procédé si exact, indiqué par MM. Gmelin et le comte de
Schaffgotsch pour séparer la glucyne de ses combinaisons, c'est-à-dire par la potasse bouillante, puis de celui
consigné depuis longtemps dans les auteurs, et qui est
basé sur la solubilité de la glucyne dans le carbonate
d'ammoniaque; mais avec l'un comme avec l'autre de
ces moyens, nous n'avons obtenu que des résultats négatifs.

M. Mazade a employé à la recherche de cette base
10 litres d'eau; nous en avons sacrifié 40 litres, et la potasse comme le carbonate d'ammoniaque n'ont donné
lieu à aucun dépôt de glucyne; avec le second de ces
réactifs, il s'est seulement précipité une petite quantité
d'oxyde de fer, provenant de sa solution dans le carbonate d'ammoniaque en excès.

Pour le cas où la glucyne existerait à l'état insoluble
dans les dépôts, nous avons fait l'expérience suivante:

500 grammes de dépôt provenant de la chaudière
chauffée à l'air libre, ont été traités par l'acide chlorhy-

drique étendu. La liqueur neutralisée par l'ammoniaque a été décomposée par le sulfhydrate d'ammoniaque. Le précipité qui a pris naissance a été converti en nitrates. Ceux-ci ont été mis en digestion avec de l'ammoniaque caustique. La partie insoluble dans cet alcali, et devant contenir la glucyne, a été divisée en deux portions égales : la première, pour la traiter par la potasse caustique ; la seconde, pour la faire digérer avec un grand excès de carbonate d'ammoniaque. Mais dans aucune d'elles nous n'avons pu reconnaître la présence de la glucyne.

. Nous avons donc acquis la certitude que l'eau de Neyrac était totalement privée de glucyne.

Cérium et Yttria.

Nous réunissons dans un seul paragraphe ces deux substances, parce que M. Mazade les obtient dans la même opération.

Le *cérium* et l'*yttria* ne sont pas, comme on sait, des corps simples ; ils sont composés : le premier, de lanthane et de didyme, et le second d'yttrium, de terbium et d'erbium.

La découverte de ces principes minéralisateurs dans l'eau de Neyrac avait d'autant plus d'importance à nos yeux, qu'ils n'ont été signalés jusqu'à présent que dans un petit nombre de localités, surtout dans le nord de l'Europe, mais jamais dans les eaux minérales.

Voici, en ce qui concerne le cérium, comment M. Mazade serait arrivé à le reconnaître dans l'eau de Neyrac.

« Le précipité auquel donne lieu le sulfhydrate d'ammoniaque dans l'eau minérale préalablement neutralisée, est décomposé par l'acide chlorhydrique, et la liqueur est mélangée avec un grand excès d'ammoniaque; on obtient un dépôt qui a été traité par une dissolution bouillante de potasse en excès, puis dissous dans de l'acide chlorhydrique étendu. Le sulfate neutre de potasse, ajouté à cette liqueur, donna lieu, au bout de vingt-quatre heures, à un précipité abondant de sulfate double de potasse et d'oxyde de cérium; ce sel fut dissous à chaud dans une grande quantité d'eau aiguisée d'un peu d'acide chlorhydrique, et la dissolution fut traitée par la potasse caustique; il se fit un précipité blanc, jaunissant rapidement à l'air et qui devint d'un beau rouge brique par la calcination; en employant le procédé indiqué par M. Mosander, on parvint à retirer du lanthane et du didyme. »

M. Mazade retrouve l'yttria de la manière suivante :

« La liqueur de laquelle s'est précipité le sulfate d'oxyde de cérium et de potasse, a été neutralisée par l'ammoniaque; et, afin d'éviter la réaction de cet alcali, on ajoute de l'acide acétique de manière que la liqueur réagissait acidement par la présence de cet acide.

» La solution, d'abord de couleur jaune foncé, devint d'un rouge de sang par la production d'une certaine quantité d'acétate de fer. L'oxalate d'ammoniaque que l'on y mit, ne produisit d'abord aucun précipité, mais la liqueur se décolora, en même temps qu'il se forma de l'oxalate de fer et de l'acétate d'ammoniaque.

» En y ajoutant une plus grande quantité d'oxalate d'ammoniaque, il se produisit aussitôt un abondant pré-

cipité blanc. L'oxyde de fer fut précipité par l'ammoniaque ; il ne contenait plus d'yttria. L'oxalate yttrique
fut calciné, et on obtint un résidu de couleur jaune. »

Nous allons maintenant indiquer la méthode que nous
avons suivie pour reconnaître, soit dans l'eau, soit dans
ses dépôts, la présence des métaux que nous venons de
nommer.

50 litres d'eau de Neyrac ont été évaporés jusqu'à
siccité. Le dépôt, traité par l'acide chlorhydrique en
excès, a donné une liqueur jaune, qui a été neutralisée, puis traitée par du sulfhydrate d'ammoniaque.
Le précipité noir, qui a pris naissance après avoir été
parfaitement lavé, a été décomposé par l'acide nitrique
bouillant.

La liqueur nitrique a été divisée en deux parties,
A et B.

Liqueur A. — Cette solution, ayant une réaction très
légèrement acide, a été traitée par l'acide oxalique ;
il s'est produit un précipité blanc, lourd, ayant la plus
grande ressemblance avec les oxalates de cérium et
d'yttria, mais qui n'a pas tardé à disparaître.

L'examen que nous en avons fait, nous eut bientôt
démontré qu'il était formé d'oxalate de chaux ; sel qui
se précipite d'abord dans une liqueur acide pour se re-
dissoudre ensuite.

B. La seconde partie de la liqueur nitrique est traitée
par l'ammoniaque, et le précipité est mis à bouillir avec
de la potasse caustique. Le dépôt, dissous dans un très
léger excès d'acide chlorhydrique, donne une liqueur
fortement colorée en jaune, qui est mise dans un flacon
à large ouverture avec un gros cristal de sulfate de po-

tasse. Il s'en précipite au bout de quelques heures un
sel blanc ayant quelque ressemblance avec le sulfate cé-
roso-potassique.

Ces expériences ont été répétées avec le dépôt provenant de la chaudière des bains, et comme avec l'eau
minérale, nous avons obtenu un précipité blanc avec
le sulfate de potasse, en un mot ressemblant tout à
fait au précédent. Mais un examen attentif nous eut
bien vite démontré que l'un et l'autre étaient du sulfate
de chaux, souillé plus ou moins par de l'oxyde de fer.

Ce résultat, qui nous avait fait supposer un instant
que le cérium et l'yttria existaient dans l'eau de Neyrac,
s'explique très bien de la manière suivante.

Nous avons acquis la certitude que l'eau de Neyrac
contenait de l'acide phosphorique ; or on sait depuis
longtemps que les phosphates, comme les borates de
chaux et de magnésie, sont précipités par le sulfhydrate
d'ammoniaque d'une liqueur neutre. Lorsque cette dernière renferme une grande quantité de sulfate de chaux
et qu'elle est concentrée, il s'en précipite toujours avec
les sulfures métalliques. Le phosphate et le sulfate de
chaux accompagnent le précipité dans toutes les réactions qu'on lui fait subir, et si on fait intervenir le sulfate de potasse, il se forme du phosphate de potasse soluble et du sulfate de chaux qui se précipite entraînant
à l'état d'interposition seulement une petite quantité de
sel de fer.

La solution de laquelle ce sulfate de chaux mélangé
d'oxyde de fer s'est précipité, a été examinée afin d'y
rechercher l'yttria qui forme avec le sulfate de potasse
un sel double soluble. Si on la concentre, elle ne tarde

pas à donner de l'alun de fer à base de potasse. Décomposée par la potasse, cette solution fournit un abondant précipité rouge. Celui-ci, dissous dans une petite
quantité d'acide chlorhydrique et traité par l'acide
oxalique, ne donne lieu à aucun précipité d'oxalate
d'yttria.

Ainsi que le montrent ces expériences, recommencées
un grand nombre de fois et souvent avec des quantités
très considérables de dépôt, l'eau de Neyrac ne contient pas de cérium et d'yttria, et les précipités pris
pour tels sont, comme nous l'avons dit, uniquement
formés de sulfate de chaux et d'oxyde de fer ; cependant
notre attention avait été éveillée d'une manière particulière par les lignes suivantes que nous extrayons d'une
communication de M. Mazade :

.... « Des personnes de l'Ardèche me montrèrent
» des fragments granitiques recouverts d'une substance
» verdâtre, pulvérulente, qu'ils prenaient pour du soufre
» qui se serait déposé des eaux.

» Cette substance verdâtre était excessivement
» ténue ; en brisant la roche on apercevait dans l'inté-
» rieur une grande quantité de lamelles minces, friables,
» de couleur brunâtre, éclat vitreux, un peu graisseux,
» cassure conchoïde ; ces lamelles sont des *allanites* et
» des *gadolinites* (1), et la substance verdâtre n'est
» autre chose que ces espèces minérales brisées et dé-
» sagrégées par l'action des agents extérieurs. »

Lors de l'exploration que nous avons faite à Neyrac,

(1) Ces deux espèces minérales sont à base d'yttria et de
cérium.

nous avons en effet trouvé dans des morceaux de roche granitique, une substance ayant tous les caractères décrits plus haut, mais qui n'est qu'une espèce de micaschiste.

Il est bien évident que M. Mazade n'a pas observé l'*allanite* et la *gadolinite* aux caractères qu'il en donne. Comme nous, il a examiné le micaschiste verdâtre que l'on trouve en assez grande abondance dans le granit qui forme le lit de la rivière de l'Ardèche.

Molybdène.

M. Mazade dit avoir reconnu le *molybdène* dans l'eau de Neyrac de la manière suivante:

« Lorsqu'on a séparé par les acides nitrique et chlor-
» hydrique l'acide tantalique et l'acide silicique de l'eau
» minérale, on fait évaporer le résidu avec un grand
» excès d'acide chlorhydrique, et après l'avoir sursaturé
» avec de l'ammoniaque, on le traite par du sulfhy-
» drate d'ammoniaque en excès. Le tout est introduit
» dans un flacon bouché en verre et abandonné pendant
» deux jours en ayant soin de l'agiter de temps à autre.
» Il s'y forme un dépôt considérable, noir brunâtre, de
» sulfure de fer, etc. Le liquide surnageant avait pris
» également une teinte brune foncée.

» Cette liqueur, saturée avec de l'acide chlorhydrique,
» a donné lieu à un dépôt brun qui était devenu à peu
» près noir par son exposition à l'air.

» Ce précipité a été traité jusqu'à siccité par l'acide
» nitrique à la chaleur d'une lampe à alcool. On obtint
» pour résidu une belle poudre blanche qui paraissait

» verdâtre, lorsqu'elle était encore chaude; chauffée un
» peu fortement, cette poudre se sublimait. »

Enfin, des caractères tirés de l'action de l'ammoniaque, de la potasse, du chlorure d'étain et du prussiate de potasse, M. Mazade conclut à l'existence du
molybdène dans l'eau qui nous occupe.

Nous avons suivi exactement le procédé décrit plus
haut; mais nous devons le dire tout de suite, nos résultats ont été bien différents :

1° L'acide chlorhydrique, versé dans la liqueur brune
qui est supposée contenir le sulfure de molybdène, dissous à la faveur du sulfhydrate d'ammoniaque, donne lieu,
comme avec tous les polysulfures, à un abondant dépôt
de soufre, tandis que de l'hydrogène sulfuré se dégage.

Si maintenant on recueille ce soufre qui peut contenir du molybdène et si, après l'avoir débarrassé de tous
les corps solubles au moyen des acides faibles, on le
chauffe dans un creuset de porcelaine, on remarque qu'il
se volatilise sans laisser de résidu.

Cette expérience, répétée plusieurs fois, nous a toujours donné, au lieu de sulfure de molybdène, du soufre
précipité ;

2° Si une eau minérale devait contenir du molybdène, il est bien certain que dans les dépôts on retrouve-
rait celui-ci à l'état d'acide molybdique, soluble comme
on sait dans l'acide chlorhydrique. Cette liqueur, dans
laquelle on plonge une lame de zinc, donne, par suite
de la conversion de l'acide molybdique en oxyde de
molybdène, une coloration bleue très prononcée; mais
les différents dépôts de l'eau de Neyrac, essayés de cette
manière et en quantité assez considérable, n'ont jamais

produit qu'une solution verdâtre, résultant du passage du perchlorure de fer à l'état de protochlorure ;

3° Nous avons fait passer, dans une dissolution acide du dépôt artificiel de l'eau de Neyrac, un courant prolongé d'hydrogène sulfuré, et nous n'avons obtenu qu'un dépôt noir très abondant, consistant en soufre et en sulfure de cuivre ;

4° La dissolution chlorhydrique des dépôts de l'eau de Neyrac a encore été saturée par l'ammoniaque, et dans la liqueur on a versé du sulfhydrate d'ammoniaque en quantité strictement nécessaire. Ce réactif a fourni un abondant dépôt qui a été divisé en deux parties : la première a été mise en digestion avec un excès de sulfhydrate d'ammoniaque, afin de dissoudre le sulfure de molybdène qui a pu se former, mais la solution décomposée par l'acide chlorhydrique n'a précipité que du soufre provenant du réactif employé ; la seconde partie a été traitée par l'acide nitrique : on a obtenu une liqueur contenant des nitrates de fer, de manganèse et de cuivre, et un dépôt de soufre complétement volatil.

De ces expériences, nous tirons la conséquence que l'eau de Neyrac et ses dépôts ne contiennent pas de molybdène.

Acide mellitique.

L'*acide mellitique* est un oxyde carbonique découvert par Klaproth dans la mellite ou pierre de miel, substance très rare, observée pour la première fois par Werner à Arten, en Thuringe, dans des couches de bois fossile.

Quoique M. Mazade n'ait obtenu cet acide que dans

une seule expérience, il n'en conclut pas moins à son existence dans l'eau de Neyrac.

« On a mêlé, dit-il, 10 grammes d'acide nitrique à
» 1000 grammes d'eau, et la liqueur a été réduite au
» tiers de son volume par l'ébullition au bain de sable ;
» après le refroidissement, on y a versé un grand excès
» de carbonate d'ammoniaque. La liqueur claire a été
» séparée par le filtre et abandonnée à l'évaporation, à
» une température de 100°. Le produit était un magma
» jaunâtre avec apparence cristalline, il a été finement
» pulvérisé et chauffé au bain d'eau jusqu'à expulsion
» complète du carbonate d'ammoniaque. Traité par
» l'eau, on a obtenu une solution très fortement colorée
» en jaune. On y a versé goutte à goutte , et jusqu'à
» éclaircissement de la liqueur, une solution contenant
» 10 grammes de nitrate d'argent cristallisé. Le tout a
» été abandonné au repos pendant vingt-quatre heures.

» La liqueur était devenue parfaitement limpide et
» semblable à de l'eau distillée ; on voyait, au fond du
» vase, un dépôt excessivement volumineux brun gri-
» sâtre ; la couche supérieure était d'un noir de jais.
» Ce dépôt, en apparence si considérable, après avoir
» été soigneusement recueilli et desséché, n'a donné à
» la balance qu'un poids de $0^{gr},208$ d'une matière qui
» ressemblait beaucoup à du noir animal et que j'ai mise
» à digérer pendant deux jours dans de l'acide chlorhy-
» drique étendu. Après ce temps, la liqueur filtrée fut
» étendue de deux fois son volume d'eau distillée sans
» rien perdre de sa transparence ; j'acquis par là la cer-
» titude qu'elle ne contenait pas de chlorure d'argent.
» Cette liqueur est abandonnée à l'évaporation au bain

» d'eau, puis chauffée jusqu'à expulsion complète de
» l'acide chlorhydrique ; il resta alors une matière bru-
» nâtre, produisant sur la langue une saveur très for-
» tement acide. Cette matière, traitée par l'ammoniaque,
» s'y dissolvit à peu près complétement. La solution,
» évaporée au bain d'eau, abandonna une masse saline
» jaunâtre qui fut dissoute dans l'eau distillée ; évapo-
» rée de nouveau, reprise par l'eau ammoniacale, et
» ainsi de suite jusqu'à dix reprises, abandonnant chaque
» fois une certaine quantité d'alumine et de bitume.

» On obtint à la fin une masse granuleuse, peu près
» blanche, qui fut dissoute dans l'eau distillée ; cette
» dissolution avait une saveur légèrement acide et rou-
» gissait le papier de tournesol. Après les différents
» traitements par l'ammoniaque, il était impossible que
» cette réaction acide provînt de l'acide chlorhydrique.

» Une partie de cette dissolution fut évaporée à siccité
» et ensuite chauffée au-dessus d'une lampe à alcool ;
» il se dégagea d'abord beaucoup de vapeurs ammonia-
» cales ; la matière devint brun jaunâtre, se fondit en
» bouillonnant, et enfin se décomposa en répandant
» une odeur aromatique particulière, en produisant de
» faibles détonations qui me firent croire que la capsule
» se fendait ; il resta au fond de la capsule une masse
» charbonneuse très considérable qui disparut complé-
» tement par l'application d'une chaleur plus forte,
» mais qui fut difficile à brûler.

» Ayant introduit dans un petit appareil distillatoire
» une certaine quantité de ce composé ammoniacal, il
» se sublime une substance verdâtre, excessivement
» amère.

» L'autre partie de la dissolution fut traitée par un
» excès de nitrate d'argent ; il se forma un précipité
» blanc, insoluble dans l'acide nitrique étendu ; ce pré-
» cipité, exposé pendant plusieurs jours à la lumière
» directe, n'éprouva aucune altération de couleur ; il
» était blanc, à peine jaunâtre. Chauffé au-dessus de la
» lampe à alcool, il devint jaune, ensuite brun, détona
» faiblement en se décomposant et laissa un résidu char-
» bonneux. Par une chaleur plus forte, il ne resta
» qu'une poudre grise, soluble dans l'acide nitrique :
» c'était de l'oxyde d'argent. Ayant ainsi épuisé toute
» cette matière, je ne poussai pas plus loin les expé-
» riences pour le moment; toutefois, je crois pouvoir
» en conclure que le composé ammoniacal décompo-
» sable avec détonation par la chaleur, est du *mellilate*
» d'ammoniaque ; que le sublimé verdâtre obtenu dans
» l'appareil distillatoire est un des résultats de la dé-
» composition du mellilate d'ammoniaque par la cha-
» leur; enfin, que le précipité blanc, inaltérable à la
» lumière et décomposable avec détonation par le feu,
» est du *mellilate d'argent*. »

Il doit vous suffire, Messieurs, de porter votre attention sur plusieurs points de ce paragraphe pour vous
prouver que non-seulement l'acide mellitique n'a pas
été reconnu dans l'eau de Neyrac, mais encore que certaines opérations décrites sont impossibles; qu'il me
soit permis de vous signaler seulement *l'expulsion
complète du carbonate d'ammoniaque, ainsi que celle
de l'acide chlorhydrique chauffés au bain d'eau.*

Nous avons voulu répéter à plusieurs reprises les
expériences de M. Mazade, et avec des proportions

variables d'eau ; mais toujours, nous avons le regret de le dire, nous avons obtenu 'des résultats diamétralement opposés.

Nous avons appliqué à la recherche de l'acide mellitique le procédé indiqué par M. Wohler pour retirer ce composé de la mellite. Le produit de l'évaporation de 10 litres d'eau et 100 grammes de dépôt provenant, partie de la cuve, partie de la chaudière, ne nous ont donné que des résultats négatifs, et c'est avec la plus entière conviction que nous nions la présence de l'acide mellitique dans l'eau minérale qui nous occupe.

Nickel et cobalt.

Le *nickel* n'a encore été signalé dans aucune eau minérale, française ou étrangère. M. Poggiale a seulement reconnu la présence du *cobalt* dans l'eau d'Orezza en Corse.

La découverte du nickel et du cobalt dans l'eau de Neyrac est postérieure à celle des métaux que nous venons de vous faire connaître. Voici comment M. Mazade serait arrivé à ce résultat :

« On fit dissoudre dans l'acide chlorhydrique bouillant » 500 grammes du dépôt des eaux. La dissolution acide, » après avoir été étendue d'eau et filtrée, fut versée » dans un grand vase sphérique en verre. On y ajouta » 30 grammes de zinc distillé, et le tout fut abandonné » au repos pendant six mois. Dès les premiers jours, il » se fit un dépôt floconneux grisâtre, qui était de l'étain » métallique ; la liqueur ayant perdu son excès d'acide, » il se fit des dépôts jaunâtres qui ont continué jusqu'à » l'entière dissolution du zinc.

» Tous ces dépôts, ayant été soigneusement recueillis
.» et lavés, furent traités à chaud par l'acide nitrique
» concentré, et le tout évaporé au bains d'eau, jusqu'à
» expulsion de l'excès d'acide. La liqueur fut traitée
» par une dissolution de carbonate de soude qui pro-
» duisit un précipité qui paraissait ne contenir que de
» l'hydrate ferrique.

» Ce précipité, après avoir été traité par la potasse
» caustique et ensuite lavé, fut délayé dans une dissolu-
.» tion légère d'acide oxalique, de manière à dissoudre
» tout l'oxyde ferrique ; il se fit un dépôt jaune verdâtre
» considérable. Ce résidu ayant été calciné avec soin,
» on le traita par l'acide chlorhydrique. La liqueur
» filtrée fut essayée par l'ammoniaque, dont un excès
» colora la liqueur en beau bleu de ciel. Avec tous les
» réactifs propres à cette expérience, on reconnut que
» la matière était du nickel et du cobalt. On sépara ces
» deux corps par les méthodes de Philips et de Berthier.»

Au lieu du mode opératoire indiqué par M. Mazade
et qui, dans l'état actuel de nos connaissances, ne saurait être accepté sans critique, nous lui préférons le
suivant, comme étant plus rationnel et surtout beaucoup
plus sûr, surtout lorsqu'il s'agit d'un essai qualitatif.

1° Nous avons fait dissoudre dans un excès d'acide
chlorhydrique un kilogramme du dépôt jaune pulvérulent qui s'est formé dans la chaudière de cuivre. La liqueur jaune qui en est résultée, a été neutralisée, puis
traitée par le sulfhydrate d'ammoniaque, on a séparé
ainsi tous les alcalis à l'état de dissolution. Le précipité
noir de sulfures métalliques a été lavé, puis décomposé
par l'acide nitrique bouillant. Après avoir enlevé le

soufre qui s'est déposé, on a versé dans la liqueur filtrée un grand excès d'ammoniaque qui a pris immédiatement une belle coloration bleue, tandis que de l'oxyde
de fer et de l'oxyde de manganèse se sont précipités.

Cette solution bleue ammoniacale et devant contenir
le nickel, le cobalt et du cuivre, saturée par un excès
d'acide chlorhydrique, a été soumise à un courant lent
et prolongé d'hydrogène sulfuré. Il s'est produit un
abondant dépôt de sulfure de cuivre, tandis que la liqueur, complétement décolorée, n'indiquait plus par
l'ammoniaque la présence, soit du nickel, soit du cobalt.

2° Il suffit encore de mettre un certain nombre de
lames de fer dans la dissolution acide des dépôts de l'eau
qui se sont formés dans la chaudière pour précipiter
tout le cuivre à l'état métallique, et lorsque le contact
du fer a été assez prolongé, et qu'on a traité la liqueur
par l'acide nitrique bouillant afin de faire passer tout
le sel de fer à l'état de sel ferrique, l'ammoniaque précipite tout le sesquioxyde de fer, mais cet alcali ne
prend aucune coloration bleue indiquant la plus légère
trace de nickel ou de cobalt.

3° Les deux expériences que nous venons de relater
ont été exécutées avec le dépôt jaune pulvérulent recueilli après un séjour prolongé, dans les chaudières de
cuivre chauffées à l'air libre et servant de générateur
de vapeur. Afin de prouver que cette coloration bleue
de l'ammoniaque provenait bien du cuivre et non du
nickel et du cobalt, nous avons fait évaporer jusqu'à
trente litres d'eau minérale puisée par nous au griffon,
et le résidu dissous dans l'acide chlorhydrique, puis soumis à un courant prolongé d'acide sulfhydrique, n'a

donné lieu à aucun précipité de sulfure de cuivre, mais seulement à du soufre et à du sulfure d'arsenic. La liqueur séparée du précipité, neutralisée par l'ammoniaque en excès, n'a pris aucune coloration bleue, et le précipité noir de sulfures de fer et de manganèse et d'alumine produit avec le sulfhydrate d'ammoniaque ne contenait pas de nickel ni de cobalt.

4° Nous avons dit qu'avant de passer dans la chaudière de cuivre, l'eau minérale déposait dans une cuve de bois une grande quantité de dépôt rouge. Celui-ci, traité comme ci-dessus, ne nous a pas fourni, ainsi qu'à M. Henry, la plus légère trace de nickel et de cobalt.

De ces résultats et de plusieurs autres dont la description n'offrirait aucun intérêt ici, nous tirons la conséquence que les dépôts ne contenaient pas de nickel et de cobalt. Cependant leur présence dans l'eau de Neyrac a été confirmée par M. Henry dans son rapport présenté à l'Académie de médecine. Cette divergence dans nos résultats a amené notre collègue à reprendre avec nous toutes ses anciennes expériences et à en entreprendre de nouvelles. Mais il nous a été facile de reconnaître qu'en opérant avec des dépôts d'une origine connue et en multipliant les essais, ces métaux ne se trouvaient pas dans l'eau qui nous occupe. Pour M. Henry comme pour votre rapporteur, il reste bien prouvé maintenant que les réactions qui avaient permis, dans le premier instant, de conclure à l'existence de ces corps simples, devaient être rapportées exclusivement au cuivre qui souille, comme nous l'avons déjà dit, quelques-uns des dépôts (1).

(1) Nous ne pouvons nous empêcher ici de faire remarquer que

M. Mazade prend le soin du reste, dans une de ses communications, de confirmer nos résultats lorsqu'il dit.... « Le nickel et le cobalt sont précipités en assez » forte proportion au sein d'une liqueur très acide, lors- » qu'on y fait passer pendant longtemps un courant » d'acide sulfhydrique et que la liqueur contient des » acides métalliques... »

Est-il besoin d'ajouter que jamais le nickel et le co- balt ne sont précipités dans cette circonstance, et que c'est le moyen indiqué par les auteurs pour séparer le cuivre des métaux de la 4ᵉ section.

Titane.

Le *titane* est, avec la zircone, le dernier métal étranger signalé par M. Mazade dans l'eau de Neyrac.

Tel qu'on le rencontre dans la nature, le titane est à l'état de sesquioxyde de titane, comme dans la sphène et le fer titané, d'après MM. Fuschs et H. Rose ; et à l'état d'acide titanique, soit libre comme dans le rutile, l'anatase et la brookite, soit combiné au fer et à la ma- gnésie comme dans la warwickite, soit enfin combiné au fer et à la chaux comme dans la pérowskite.

L'acide titanique n'a été trouvé, en France, jusqu'à présent, que dans les départements de l'Isère et de la Haute-Vienne, au bourg d'Oisans et à Saint-Yrieix, mais jamais dans une eau minérale française ou étrangère.

dans ses diverses communications, M. Mazade n'a jamais parlé du cuivre, qui existe cependant en très notable proportion dans les dépôts des chaudières de ce métal.

Voici cependant comment M. Mazade serait arrivé à reconnaître ce métal dans l'eau de Neyrac :

« Après avoir dissous, dans un excès d'acide chlorhy-
» drique, les principes fixes des eaux, la liqueur, étant
» très concentrée, fut étendue d'un grand excès d'ammo-
» niaque un peu carbonatée. Après vingt-quatre heures
» de contact, la nouvelle liqueur fut séparée par le filtre
» et sursaturée par l'acide chlorhydrique, la solution
» devint d'un pourpre tellement foncé qu'elle paraissait
» noire et opaque. Je saturai alors l'excès d'acide avec
» de l'ammoniaque caustique, et il se sépara immédia-
» tement une poudre violette foncée très volumineuse.
» C'est dans ce dépôt que j'ai découvert, d'une manière
» certaine, le titane et la zircone, accompagnés du fer,
» du manganèse et de l'arsenic. »

Nous avons répété, à plusieurs reprises, cette expérience, mais jamais il ne nous a été possible d'obtenir et
les colorations et le précipité indiqué par M. Mazade ;
de plus, comme aucun des métaux signalés plus haut
dans l'eau de Neyrac ne légitimait la coloration violette
et le précipité pourpre qui se sont produits entre ses
mains, nous en avons référé à M. Mazade qui nous a
répondu : « que l'ammoniaque ne précipitait pas le ti-
» tane dans une dissolution chlorhydrique acide, par
» suite de la formation d'un chlorure double soluble. »
C'est là une erreur sur laquelle nous n'insisterons pas
longtemps ; tous les chimistes savent, en effet : 1° que
les combinaisons chlorurées du titane ne se produisent
que par la voie sèche et à une température élevée, et
que l'ammoniaque les décompose toutes ; 2° que l'acide
chlorhydrique dissout l'acide titanique à l'état de dis-

solution, et que la liqueur qui en résulte est décomposée non-seulement par l'ammoniaque, mais encore
par l'action de la chaleur.

L'expérience de M. Mazade pourrait nous faire supposer que le titane existe dans l'eau de Neyrac, non pas
à l'état d'acide, mais à l'état de sesquioxyde. Mais il
ne saurait en être ainsi, car Ebelmen nous a appris
depuis longtemps que le sesquioxyde de titane est insoluble dans l'acide chlorhydrique, et que l'ammoniaque
décompose le chlorure correspondant (produit en soumettant le bichlorure de titane à l'action de l'hydrogène
à une haute température) en acide titanique et hydrogène.

Maintenant, quant à la coloration violette de la solution acide et au précipité pourpre qu'y produit l'ammoniaque, voici comment M. Mazade explique leur
formation :

« L'ammoniaque, qui a été employée, contenait ac-
» cidentellement du sulfocyanhydrate d'ammoniaque.
» Ce sel aurait donné naissance à du *sulfocyanure de*
» *titane* et à du sulfocyanure de fer qui colore la liqueur
» en rouge, et un excès d'ammoniaque aurait facilité
» le dépôt de la poudre violette. »

Laissant de côté tout ce que présente d'étrange et
cette réaction et la production du sulfocyanure de titane (sel inconnu jusqu'à présent en chimie), nous avons
répété de point en point, et à trois reprises différentes,
l'expérience de M. Mazade, et voici ce que nous avons
observé : en opérant avec 100, 200 et jusqu'à 300
grammes de dépôt.

Nous avons déjà dit que la dissolution chlorhydrique

du dépôt de l'eau de Neyrac provenant de la chaudière était d'un beau jaune et contenait beaucoup
d'oxyde de fer, ainsi qu'une notable proportion de
cuivre. Cette liqueur, aussi concentrée que possible, a été
sursaturée par de l'ammoniaque qui a donné un abondant dépôt d'oxyde de fer, de carbonate de chaux, etc.,
et une solution colorée en bleu par du chlorure de
cuivre ammoniacal. Celle-ci a été neutralisée par de
l'acide chlorhydrique, puis traitée par du sulfo-cyanhy-
drate d'ammoniaque. Il s'est formé du sulfocyanure
de cuivre, qu'un excès d'acide a redissous rapidement
et qui colore le liquide en brun foncé. Si maintenant on
y ajoute de l'ammoniaque, la teinte brune passe de
suite au bleu par suite de la production du sulfocyanure de cuivre ammoniacal (combinaison décrite par
les auteurs), mais sans jamais fournir de dépôt, ainsi
que l'annonce M. Mazade.

On peut maintenant se demander, si l'assertion de
M. Mazade pouvait se confirmer, sous quel état l'acide
titanique pourrait se rencontrer dans une eau minérale.

Cet acide possède deux états allotropiques particuliers que l'on représente sous les initiales a et b, pour
désigner l'acide soluble et l'acide insoluble dans les
acides minéraux.

L'acide titanique a, c'est-à-dire de la modification
soluble, s'obtient toutes les fois que l'on précipite un
titanate alcalin à froid par l'acide chlorhydrique, mais
si pendant ou après l'opération on fait intervenir la
chaleur, l'acide passe à la modification b, c'est-à-dire
insoluble.

D'après M. Mazade, le titane existerait dans l'eau de Neyrac à l'état de combinaison soluble, puisqu'il se retrouve dans la liqueur chlorhydrique qui a servi à traiter le dépôt des eaux ; mais cette opinion ne saurait se concilier avec les propriétés que l'on connaît, soit au sesqui-oxyde de titane, soit à l'acide titanique précipité à chaud et que nous avons rappelées plus haut.

Voici maintenant les expériences que nous avons faites pour rechercher cette substance, dans l'eau minérale de Neyrac et ses dépôts naturels et artificiels.

1° Nous avons fait évaporer, jusqu'à 2 litres environ, 25 litres d'eau, et lorsque la liqueur était en pleine ébullition, nous y avons versé un excès d'acide chlorhydrique. Le précipité qui en est résulté a été essayé par la lame de zinc et l'acide chlorhydrique, puis au chalumeau avec le sel de phosphore à la flamme de réduction. Nous n'avons pu produire, dans le premier cas, la coloration bleue indiquant la réduction de l'acide titanique et dans le second, la perle améthyste. Il est hors de doute pour nous, qu'il ne se précipite ainsi que de l'acide silicique, et que l'eau ne contenait pas d'acide titanique en dissolution.

2° Nous avons pris une assez grande quantité (15 grammes environ), de chacun ces dépôts que nous avons apportés de Neyrac, et nous les avons traités par l'acide chlorhydrique étendu de son volume d'eau. Les liqueurs ont été maintenues pendant quelques instants en ébullition, et jamais il ne nous a été permis d'observer le plus léger dépôt d'acide titanique , mais bien de l'acide silicique comme avec tous les dépôts des eaux minérales.

3° Présumant avec raison, que si cet acide existe réellement dans l'eau de Neyrac, nous devions l'y rencontrer à l'état insoluble et mélangé à la silice, nous avons lavé parfaitement les dépôts précédents sur lesquels l'acide chlorhydrique n'a plus eu d'action, puis nous les avons fondus : 1° avec quatre parties de carbonate de soude ; 2° avec deux parties de carbonate de potasse. Dans le premier comme dans le second cas, nous avons obtenu une matière fondue, blanche, parfaitement soluble dans l'eau chaude. Or, tous les analystes savent que l'acide titanique, fondu avec ces carbonates alcalins, donne des titanates que l'eau décompose en soude, en potasse caustiques, et en titanates acides insolubles dans ce véhicule.

4° La matière précédente à base de potasse a été dissoute dans l'eau froide, puis divisée en deux parties. Dans la première, nous avons ajouté un excès d'acide chlorhydrique, puis une lame de zinc. Ce métal n'a pas tardé à se dissoudre, mais sans produire la coloration bleue indiquée par tous les auteurs comme l'un des caractères certains de l'acide titanique (1). La seconde partie de la solution a été étendue d'eau, puis traitée par l'acide chlorhydrique à froid : la liqueur mélangée avec un excès d'ammoniaque a donné lieu à un léger dépôt blanc gélatineux possédant tous les caractères physiques et chimiques qui appartiennent à la silice.

(1) Les acides tungstique et molybdique partagent avec l'acide titanique la propriété de se colorer en bleu et en bleu violet par la lame de zinc et l'acide chlorhydrique. Quelques soins que nous prissions, nous n'avons jamais pu obtenir avec ces réactifs et les différents produits de l'eau de Neyrac le moindre phénomène de coloration.

En effet, mis à digérer avec de l'acide chlorhydrique, il s'y est parfaitement conservé, sans se dissoudre même partiellement.

5° Nous avons ensuite appliqué à la recherche de l'acide titanique dans les dépôts de l'eau de Neyrac, le procédé de M. H. Rose pour le traitement du titanate de fer. 100 grammes de chacun de ces dépôts ont été chauffés au rouge dans un creuset de Hesse avec 150 grammes de fleur de soufre. L'acide chlorhydrique n'a séparé de la matière qu'une substance blanche et constituée en totalité par de la silice ; tandis que la liqueur surnageant, chauffée, puis traitée par l'ammoniaque, n'a pas indiqué la présence de l'acide titanique.

6° Nous avons dit plus haut que, dans la nature, l'acide titanique accompagnait quelquefois le fer. Comme l'eau minérale de Neyrac entraîne par son jaillissement une certaine quantité de dépôt rougeâtre, composé surtout de carbonate de fer et de chaux, et de tourbe, nous avons dû y rechercher la présence de l'acide titanique par le même moyen qui a servi à M. Damour, à doser cet acide dans la perowskite de zermalt et dans un péridot titanifère (1). Pour cela, nous avons pris une notable proportion du dépôt, provenant de la cuve en bois, puis nous l'avons débarrassé par les acides nitrique et chlorhydrique bouillants, des matières solubles qu'il contient. La partie insoluble, calcinée au rouge, puis chauffée à + 300° avec de l'acide sulfurique concentré, a donné une liqueur, qui, filtrée à travers de

(1) *Annales des mines*, 1854, t. VI, p. 512, et 1855, t. VIII, p. 90.

l'amiante, précipitait par l'eau seule une petite quantité de silice, tandis que la liqueur surnageante essayée
par l'ammoniaque, ne donnait lieu à aucun précipité
d'acide titanique (1).

Toutes ces expériences nous autorisent donc à conclure que le titane, soit à l'état d'oxyde, soit à l'état
d'acide, ne fait pas partie de l'eau de Neyrac. Cependant M. O. Henry, dans son rapport à l'Académie de médecine, a cru pouvoir en confirmer l'existence.

Nous avons entrepris avec cet honorable collègue
toute une série d'expériences longues et minutieuses,
desquelles il résulte pour M. Henry, qu'avec les nouveaux échantillons, apportés par nous de Neyrac, la
présence du titane resterait à démontrer d'une manière
plus évidente.

Nous avons décrit avec soin les principales opérations
qui ont permis à votre rapporteur de conclure à l'absence de ce métal dans l'eau de Neyrac; mais M. Henry,
se basant sur quelques colorations sensiblement rosées
produites avec la lame de zinc et l'acide sulfurique, a
cru devoir se réserver cette question, afin de l'étudier
plus tard d'une manière plus approfondie.

Zircone.

La *zircone*, trouvée par M. Mazade dans l'eau de
Neyrac, forme la base de quelques pierres précieuses,

(1) Nous placerons ici une observation sur laquelle les ouvrages
classiques disent peu de chose, c'est que l'acide silicique se dissout en très petite proportion dans l'acide sulfurique concentré et
bouillant. Cette solution est décomposée par l'eau et régénère de
la silice gélatineuse.

le zircon, qui est très répandu dans le nord de l'Europe, et l'hyacinthe que l'on rencontre en France, dans les montagnes volcaniques de l'Auvergne. Jusqu'à M. Mazade, cet oxyde n'avait jamais été signalé dans les eaux minérales.

Ne connaissant pas les moyens qui ont servi à ce chimiste pour découvrir cette substance, autrement que par ce qu'il en dit au sujet du titane, nous avons dû faire cette recherche par les procédés indiqués dans les auteurs.

On sait que la zircone est précipitée à l'état d'hydrate : 1° par le sulfhydrate d'ammoniaque, des liqueurs neutres qui la contiennent; 2° par l'acide oxalique, à l'état d'oxalate insoluble dans les acides faibles, et que lorsqu'elle a été calcinée au rouge, elle ne se dissout dans aucun acide, même concentré.

1° 25 litres d'eau de Neyrac évaporés jusqu'à siccité nous ont donné un dépôt qui a été dissous dans l'acide chlorhydrique concentré. La liqueur étendue d'eau et séparée du précipité d'acide silicique, a été neutralisée par l'ammoniaque, puis traitée par le sulfhydrate d'ammoniaque. Le précipité noir qui a pris naissance a été dissous au moyen de l'acide chlorhydrique, et dans la liqueur légèrement acide, on a versé une solution saturée d'acide oxalique qui n'a donné lieu à aucun précipité d'oxalate de zircone.

2° 30 grammes de chacun des dépôts de la cuve et des chaudières, dissous dans l'acide chlorhydrique, et enfin essayés comme ci-dessus, ne nous ont jamais permis d'y découvrir la présence de cet oxyde.

3° Nous avons encore appliqué à la recherche de la

4

zircone, le procédé indiqué par M. Hermann (Annuaire de Millon et Reizet, t. I, p. 107).

10 grammes du dépôt de la chaudière, chauffé afin de détruire la matière organique qu'il contient, a été pulvérisé avec 40 grammes de soude caustique. Ce mélange calciné au rouge dans un creuset de platine, a donné un verre qui a été mis à digérer avec de l'acide chlorhydrique concentré. La liqueur acide, évaporée au bain de sable jusqu'à siccité, a fourni une grande quantité de silice gélatineuse. Le mélange repris par l'acide chlorhydrique étendu et le liquide en provenant, bouilli avec du sulfate de potasse en grand excès, n'a aucunement précipité du sulfate de zircone sex-basique, reconnaissable, comme on le sait, à son insolubilité dans un excès d'acide chlorhydrique et à la précipitation de la zircone par la potasse caustique.

De même que pour tous les autres corps, nous concluons donc que la zircone ne fait pas partie de l'eau de Neyrac.

DEUXIÈME PARTIE,

Comme vous le voyez, messieurs, en suivant les procédés indiqués par M. Mazade, et ceux décrits avec soin dans nos traités d'analyse chimique, nous n'avons pu reconnaître dans l'eau de Neyrac et ses dépôts toutes les nouvelles substances dont nous avons rappelé les noms.

En présence de résultats aussi différents, nous avons dû rechercher les causes qui avaient pu induire ainsi

M. Mazade en erreur, et voici les observations que le travail de ce chimiste nous a suggérées.

Dans plusieurs de ses communications, M. Mazade revient sur l'insuffisance des différents modes opératoires indiqués par les auteurs, pour séparer les corps dont il a signalé pour la première fois l'existence dans l'eau de Neyrac. Cette opinion l'a conduit à employer une méthode particulière dont la base repose, dit-il :

1° « Sur la calcination des dépôts, de manière à y » détruire toute trace de matière organique.

2° » Sur le traitement du dépôt calciné, par l'acide » chlorhydrique.

3° » Sur la porphyrisation, mélange intime et fusion » du résidu siliceux avec trois parties de carbonate de » soude et autant de soufre.

4° » Sur l'évaporation à 100 degrés de la liqueur » chlorhydrique et traitement du résidu par l'eau am- » moniacale.

5° » Sur la fusion du précipité ferrugineux avec la » potasse et le soufre. »

Cette méthode générale, qui ne s'éloigne pas autant que paraît le croire M. Mazade de celles en cours dans la pratique de l'analyse chimique, a été suivie par nous avec la plus scrupuleuse exactitude, et cependant elle n'a fourni aucun résultat satisfaisant en ce qui concerne les substances que nous avions à rechercher.

Outre cette méthode et les procédés indiqués en tête de chaque paragraphe, M. Mazade annonce encore qu'il a employé d'autres procédés très sûrs, inconnus jusqu'à présent dans nos traités d'analyse, et qu'il se propose de décrire un jour. Le long silence gardé depuis la der-

nière communication de M. Mazade, nous autorise en
quelque sorte à blâmer cette manière de faire qui
n'est nullement dans les habitudes scientifiques. Que
M. Mazade nous permette de le lui dire ici, c'est seulement à la condition de montrer avec détail les moyens
indiqués, qu'on parvient à faire admettre sans oppo-
sition les résultats obtenus. La réticence en matière de
découvertes scientifiques ouvre insensiblement la porte
à l'incrédulité. A notre avis, c'est bien certainement
pour n'avoir pas assez tenu compte des écrits de ses
devanciers et pour s'être écarté des données confir-
mées par le temps, que M. Mazade a pu être amené à
formuler de semblables conclusions. En effet si quelques-uns des corps cités plus haut n'ont pas encore
été étudiés d'une manière approfondie dans toutes les
combinaisons qu'ils sont capables de produire ; si les
moyens de les doser avec exactitude laissent quelque
chose à désirer, les réactions, au moyen desquelles on
parvient à les reconnaître, sont parfaitement connues
et décrites avec soin dans nos principaux traités d'analyse chimique.

Pour nous, qui savons combien est délicate l'application de nouveaux procédés en analyse, nous avons
cherché, à l'aide des réactions puisées dans les ouvrages
de Berzélius, Berthier, H. Rose, Fresenius, Will et les
différents mémoires qui traitent de cette matière, une
méthode rationnelle qui nous permit de séparer *qualita-
tivement* et les uns après les autres, non-seulement les
nouveaux métaux signalés par M. Mazade, mais encore
ceux que l'on rencontre habituellement dans les eaux
ferrugineuses, et nous avons la certitude qu'en opérant

comme nous l'avons fait, sur une grande quantité de dépôt, nous aurions reconnu sans peine au moins des traces de ces nouveaux corps, si réellement la source de Neyrac les déversait incessamment à la surface du sol.

Nous avons donc fait des mélanges en proportions variables d'acides *silicique, titanique* (modification *a*), *tantalique, molybdique, arsénique, tungstique* et de sels de *cuivre* (1), de *cobalt*, de *nickel*, d'*étain*, de *cérium*, d'*yttria*, de *glucyne*, de *zircone*, et enfin de *fer* et de *manganèse*, puis nous les avons soumis à la série d'expériences suivantes.

Et d'abord ces acides et ces oxydes métalliques peuvent être divisés en deux classes bien distinctes : la première comprend ceux que l'acide chlorhydrique précipite de leurs dissolutions concentrées ; la seconde, au contraire, ceux qui forment avec cet acide des solutions solubles dans l'eau.

PREMIÈRE CLASSE (2).

Dans celle-ci sont rangés les acides *silicique, tantalique, tungstique* et *molybdique*.

(1) Comme le cuivre existe accidentellement et en notable proportion dans certains dépôts de l'eau de Neyrac, nous l'avons ajouté aux autres métaux.

(2) Il est bien entendu que nous indiquons sommairement ce mode général d'analyse pour reconnaître seulement les métaux en question, et non pour les séparer quantitativement. Nous avons appris, par les expériences que nous avons faites d'un pareil mélange, formulé pour le besoin de notre cause, que la séparation exacte présentait plusieurs chances d'erreur sur lesquelles nous n'insisterons pas ici.

4.

A. Ces quatre acides, qui ne peuvent se rencontrer dans un dépôt d'eau minérale, calciné au rouge, qu'à l'état insoluble, et que par cela même nous avons étudiés séparément, ont été mélangés, à part l'acide silicique, en proportions égales, puis chauffés au rouge dans un creuset de platine avec un grand excès de potasse caustique. La matière, fondue et réduite en poudre, a été mise en digestion avec de l'acide chlorhydrique concentré, et le mélange délayé dans une grande quantité d'eau, a laissé à l'état insoluble les acides *silicique*, *tungstique* et *tantalique*, tandis que l'acide *molybdique* est resté dans la liqueur. Celui-ci a été facilement précipité à l'aide du sulfhydrate d'ammoniaque.

B. Le mélange des trois autres acides, calciné au rouge et mis en digestion avec de l'acide fluorhydrique, a abandonné, seulement à l'état insoluble, les acides *tantalique* et *tungstique;* l'acide *silicique* a produit de l'acide silici-fluorhydrique.

C. Pour séparer entre eux les acides *tantalique* et *tungstique*, nous avons employé la calcination avec le carbonate neutre de potasse qui donne une matière que l'eau décompose en tantalate acide de potasse insoluble, tandis que la liqueur contient du tungstate de potasse. Ce sel soluble, traité par l'acide chlorhydrique, n'a pas tardé à précipiter de l'acide *tungstique*, reconnaissable à tous ses caractères.

SECONDE CLASSE.

Cette partie contient toutes les autres substances dont nous avons cité les noms plus haut.

D. Comme la liqueur était fortement acide, nous

l'avons fait bouillir pendant quelques minutes, et tout l'acide *titanique* s'est déposé sous la modification *b*, c'est-à-dire insoluble.

La liqueur surnageante, contenant les terres et les oxydes métalliques à l'état de chlorures, a été étendue d'eau, puis on y a fait passer un courant prolongé d'acide sulfhydrique.

Nous avons obtenu dans cette opération des sulfures d'*arsenic*, d'*étain*, de *cuivre* et une certaine quantité de soufre provenant du persel de fer qui s'est formé dans le mélange. Ce dépôt est décomposé à chaud par l'acide nitrique qui précipite tout l'acide *stannique*. La liqueur nitrique, additionnée d'un excès de potasse, abandonne de l'oxyde de *cuivre* à l'état insoluble, et elle retient l'acide *arsénique* à l'état d'arséniate de potasse soluble.

E. La solution séparée des précipités de sulfures a été neutralisée par l'ammoniaque, puis traitée par du sulfhydrate d'ammoniaque qui donna un dépôt noir dans lequel se trouvaient le *fer*, le *nickel*, le *cobalt*, le *manganèse* à l'état de sulfures, et enfin, la *glucyne*, la *zircone*, le *cérium*, l'*yttria* à l'état d'oxydes.

Ce précipité est décomposé par l'acide nitrique bouillant qui dissout les terres et les métaux à l'état de nitrates. La solution, mise en digestion avec un grand excès d'ammoniaque, a séparé le *nickel* et le *cobalt* sous la forme d'une liqueur bleue. Celle-ci, étendue d'eau bouillie et mise en contact avec un grand excès de potasse caustique, a précipité l'oxyde de *nickel*, et l'*oxyde de cobalt* est resté en dissolution.

F. Le dépôt sur lequel l'ammoniaque n'a pas eu d'action, a été divisé en deux parties égales : la première pour être chauffée avec une dissolution concentrée de potasse caustique, et la seconde a été mise en digestion à froid avec du carbonate d'ammoniaque; ces deux réactifs nous ont très bien fourni la *glucyne*.

G. On a réuni les deux précipités précédents qui ne sont plus constitués que par des oxydes de *fer*, de *manganèse* et de *cérium*, de l'*yttria* et de la *zircone*, et après les avoir bien lavés, on les a dissous dans l'acide chlorhydrique en très léger excès; la liqueur en provenant a été traitée par l'acide oxalique qui, n'ayant aucune action sur le *fer* et le *manganèse*, en raison de l'excès d'acide chlorhydrique, a au contraire déposé des oxalates de *cérium*, d'*yttria* et de *zircone*, peu solubles comme on sait dans les acides minéraux étendus.

H. Ces oxalates, chauffés au rouge et à l'air dans un creuset de platine, donnent des oxydes de *cérium* et d'*yttria* que l'on a isolés au moyen du sulfate neutre de potasse, après les avoir dissous au moyen de l'acide nitrique.

I. Comme la *zircone* est complétement insoluble dans cet acide, lorsqu'elle a été chauffée au rouge, on la retrouve à peu près en totalité et termine toute cette série d'opérations.

Une analyse qualitative, exécutée à la source même à l'aide de quelques réactifs indiqués dans cette circonstance, nous avait déjà en partie démontré que l'eau de Neyrac ne différait pas des autres eaux ferrugineuses acidules; une analyse quantitative, que nous entreprenons en ce moment et que nous espérons livrer sous peu à la publicité, nous permet encore d'annoncer que nos prévisions étaient parfaitement fondées. Ce second résultat viendra confirmer ceux que nous annonçons aujourd'hui.

Arrivé au terme de ma tâche, qu'il me soit permis de vous présenter une courte réflexion déduite du résultat de l'analyse même de M. Mazade.

L'existence dans une eau minérale de principes particuliers et inconnus jusqu'alors, implique nécessairement l'idée de nouvelles propriétés, sur lesquelles la médecine a besoin d'être exactement renseignée. Or, il est digne de remarque que sur les dix ou onze substances, indiquées pour la première fois dans l'eau de Neyrac, il n'en existe pas une seule qui soit connue, thérapeutiquement parlant.

D'une autre part, si nous envisageons la question au point de vue industriel, nous dirons encore que l'espèce de défiance dans laquelle on place les médecins, en général, vis-à-vis d'une eau contenant de pareils principes, et cela sans en être réellement sûr, rejaillit d'une manière très défavorable sur l'établissement qu'elle alimente. Tous les possesseurs des sources sont, au contraire, très intéressés à ce que les propriétés des eaux qu'ils exploitent soient, autant que faire se peut, spécifiées.

Maintenant, messieurs, si nous avons été quelque peu sévère dans nos appréciations, c'est qu'il est de notre devoir à tous, nous le pensons, de veiller à ce que des travaux de la nature de celui que nous sommes chargé de contrôler aujourd'hui, ne puissent s'accréditer dans le domaine de la chimie et de la médecine. Ne perdons pas de vue, en effet, que l'hydrologie, en général, et notre société, en particulier, ont tout à gagner à la solution de problèmes que l'état actuel de la chimie permet d'aborder avec succès.

En résumé, du contrôle des expériences de M. Mazade, et des différents moyens d'analyse indiqués par les auteurs, il résulte la preuve pour la commission :

1° Que l'eau de Neyrac et ses dépôts naturels et artificiels ne contiennent pas d'acides *tantalique* et *titanique*, et que les réactions signalées par M. Mazade doivent être exclusivement rapportées à l'acide silicique ;

2° Que M. Mazade a pris pour des sulfures de *tungstène* et d'*étain* du sulfure de platine provenant du vase dans lequel s'est faite l'opération ;

3° Que toutes les expériences entreprises pour découvrir la *glucyne* dans l'eau et les dépôts de Neyrac ont été infructueuses ;

4° Que M. Mazade a confondu le sulfate double de *cérium* et de potasse avec le phosphate et le sulfate de chaux imprégnés d'oxyde de fer, et qu'en suivant exactement le procédé indiqué par ce chimiste pour la recherche de l'*yttria*, on n'obtient qu'un résultat négatif;

5° Que le précipité produit par l'acide chlorhydrique dans une dissolution de sulfhydrate d'ammoniaque supposée contenir du sulfure de *molybdène*, consiste en soufre pur, provenant du réactif employé;

6° Que non-seulement M. Mazade n'a pas reconnu dans l'eau de Neyrac la présence de l'acide *mellitique*, mais encore que le procédé qu'il indique à ce sujet est impraticable; et, enfin, que celui conseillé par les auteurs ne fournit que des résultats négatifs, même en opérant avec plusieurs litres d'eau ;

7° Que les réactions qui avaient permis à M. Mazade et à l'un des membres de la commission, de conclure à l'existence du *nickel* et du *cobalt*, devaient être rapportées au cuivre qui existe accidentellement dans quelques-uns des dépôts ;

8° Que tous les procédés employés pour reconnaître la *zircone* ont donné des résultats négatifs ;

9° Que contrairement à l'opinion de M. Mazade, les différents modes opératoires décrits dans les auteurs pour séparer les nouveaux corps dont il a signalé l'existence dans l'eau de Neyrac sont parfaitement suffisants ;

10° Qu'en faisant des mélanges artificiels de tous les corps signalés par M. Mazade, et en les soumettant à l'analyse qualitative à l'aide des procédés usités dans cette circonstance on parvient sans peine à les séparer et à les distinguer les uns des autres.

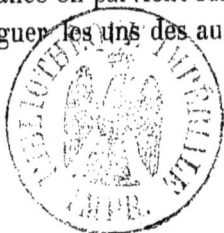

www.ingramcontent.com/pod-product-compliance
Lightning Source LLC
Chambersburg PA
CBHW050529210326
41520CB00012B/2498